49 PERGUNTAS SOBRE DOR DE CABEÇA

49 PERGUNTAS SOBRE DOR DE CABEÇA

Evelyn Esteves
Tatiane Martins de Barros

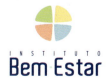

49 perguntas sobre dor de cabeça é uma publicação do Instituto Bem-Estar e integra a Coleção 49 Perguntas.
2017

Coordenação editorial
Daniel Martins de Barros
Supervisão técnica
Sandra Alamino
Edição de conteúdo
Carol Scolforo
Projeto gráfico e diagramação
Wesley Costa

Todas as imagens deste livro foram retiradas do site freepik.com, exceto as imagens pagas ao site 123rf.com

Instituto Bem-Estar

Rua Dr Carlos de Morais Barros, 450
Vila Campesina, Osasco, SP
Cep 06023-000
Tel. (11) 3184-0082
www.institutobemestar.com.br
Facebook – facebook.com.br/institutobemestar
App - Instituto Bem-Estar

SOBRE O INSTITUTO BEM-ESTAR

Cuidar da saúde integral (física e mental) dos nossos pacientes é a especialidade do Instituto Bem-Estar, fundado em 2007. Muito além de tratar doenças, o propósito do nosso trabalho é oferecer o que há de mais moderno em diagnóstico e tratamento. Contamos com uma equipe de médicos especializados e atualizados, que atuam de forma integrada na busca de soluções para a saúde, aliando seus esforços à eficiência e ao conforto de nossa unidade. Recebemos o reconhecimento da farmacêutica Ipsen e integramos os últimos três anuários que destacaram os melhores da saúde. Somos referência em uso de Botox®, nas especialidades de Fisiatria, Neurologia, Dermatologia, Pediatria e Urologia, com uso exclusivamente terapêutico. O Instituto Bem-Estar atende por diversos planos de saúde, que variam de acordo com cada especialidade. Informe-se com a nossa Central de Relacionamento com o Cliente para saber sobre os planos autorizados e suas coberturas para atendimento.

INTRODUÇÃO

A saúde é nosso bem maior. Por seu valor ser incalculável, não se pode comprá-la. E para manter-se saudável, é preciso entender como o corpo funciona, a fim de cuidar bem dele. Com essa ideia, desenvolvemos a Coleção 49 Perguntas, que traz questões sobre doenças importantes, respondidas de forma direta, simples de serem entendidas, com um conteúdo de leitura rápida. Nosso objetivo é tirar as principais dúvidas que às vezes são esquecidas durante a consulta, ou até mesmo informar todos os detalhes a você. A pergunta número 50 nós deixamos para você fazer a seu médico.

Neste volume, *49 perguntas sobre dor de cabeça*, pensamos em como este problema afeta os pacientes, que muitas vezes não sabem o que fazer diante de tantas questões novas que surgem no corpo. Detalhamos as respostas com base na experiência clínica, na literatura científica e nas diretrizes dos órgãos de referência. Esperamos que você encontre nessa fonte tudo o que procura e, assim, faça escolhas seguras e conscientes, que tornem seu futuro mais saudável e feliz.

Boa leitura!

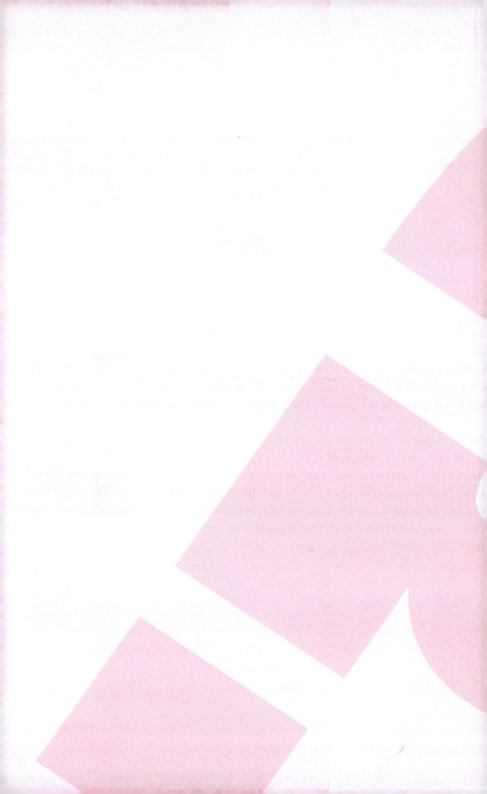

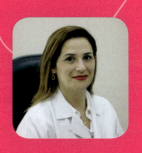

DOUTORA
EVELYN ESTEVES

é neurologista no Instituto Bem-Estar, graduada em Medicina pela Faculdade Ciências Médicas de Santos e residência em Neurologia pela Universidade Santo Amaro.
CRM 90.941

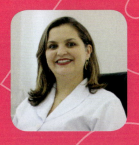

DOUTORA
TATIANE MARTINS DE BARROS

é neurologista e diretora clínica do Instituto Bem-Estar, graduada em Neurologia pela Universidade Santo Amaro, Mestre em Neurologia pela Universidade Federal de São Paulo.
CRM 94.434

sumário

1. O que é enxaqueca?..........................10
2. Enxaqueca e dor de cabeça são a mesma coisa?...................................11
3. Como é a dor da enxaqueca?..........12
4. Quais são os outros tipos de dor de cabeça?....................................13
5. Quais os sintomas de enxaqueca?..14
6. O que é uma enxaqueca com aura?...15
7. Enxaqueca é uma doença perigosa?...16
8. Qual a causa da enxaqueca?............17
9. Enxaqueca é uma queixa frequente?...18
10. O que pode desencadear a enxaqueca?..19
11. Criança tem enxaqueca?..................20
12. Enxaqueca é grave?...........................21
13. O problema afeta mais homens ou mulheres?....................................22
14. Enxaqueca pode ser hereditária?....23
15. Pode ser sintoma de alguma doença grave?....................................24
16. Quando devo procurar um médico por causa da enxaqueca?.................25
17. Que especialista devo procurar para tratar a minha enxaqueca?......26
18. Quais os tipos de enxaqueca?..........27
19. Enxaqueca e migrânea são a mesma coisa?......................................28

20 Qual a diferença entre cefaleia em salvas e enxaqueca?....................29

21 Como é feito o diagnóstico de enxaqueca? 30

22 Que exames devo fazer para ajudar no diagnóstico de enxaqueca? 31

23 Posso ter enxaqueca por usar anticoncepcional?..............................32

24 Posso ter enxaqueca após realizar esforço físico?.................................33

25 O uso frequente de analgésico é ruim?..34

26 Quem fuma tem mais risco de ter enxaqueca? 35

27 A obesidade pode piorar a enxaqueca? 36

28 O ronco pode piorar a enxaqueca? 37

29 Vomitar alivia a dor? 38

30 Existe relação entre a ingestão de certos alimentos e a enxaqueca?.....39

31 Que medicamentos posso usar para tratar enxaqueca?....................40

32 Precisarei tomar essas medicações para o resto da vida?........................41

33 Existe remédio específico para a crise?...42

34 Há remédio específico para prevenir a crise? 43

35 O uso da toxina botulínica é bom para tratamento da enxaqueca? 44

36 Qual a indicação para aplicação de toxina botulínica?..........................45

37 Terei que aplicar toxina botulínica para o resto da vida?..........................46

38 Como é feita a aplicação de toxina botulínica na enxaqueca? 47

39 Com qual frequência devo realizar aplicação de toxina botulínica?.......48

40 Quem pode realizar a aplicação de toxina botulínica para enxaqueca? 49

41 Posso ter algum efeito colateral com a aplicação? 50

42 Quais são os riscos?..........................51

43 Existe tratamento sem medicação para enxaqueca?................................52

44 Quais complicações posso ter por causa da enxaqueca? 53

45 Existe algum tipo de cirurgia como tratamento?..............................54

46 Esses tratamentos são definitivos? 55

47 O que posso fazer para prevenir a enxaqueca?..56

48 O que devo fazer durante a crise de enxaqueca? 57

49 Enxaqueca tem cura? 58

50 E a próxima pergunta?......................59

1 O QUE É ENXAQUECA?

Enxaqueca é um tipo de dor de cabeça, geralmente de instalação progressiva, que atinge forte intensidade e pode durar de 12 a 72 horas, acompanhada de náuseas, vômitos, visão turva, intolerância à luminosidade e aos ruídos.

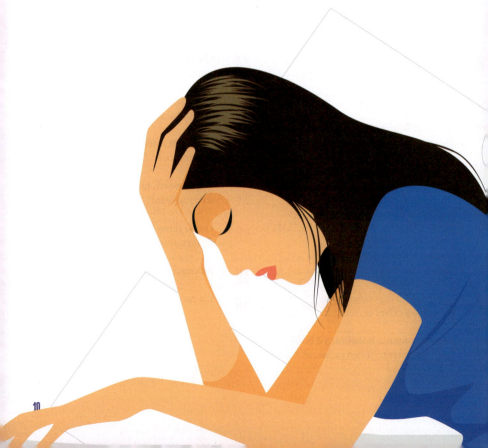

2

ENXAQUECA E DOR DE CABEÇA SÃO A MESMA COISA?

A enxaqueca é um dos vários tipos de dor de cabeça. Por ser uma dor localizada no crânio, é possível confundi--las e achar que são a mesma coisa. A dor de cabeça é mais simples, enquanto a enxaqueca produz sintomas a mais: visão turva, náuseas, vômitos, tontura, intolerância à luz, algumas vezes aos cheiros e alguns pacientes chegam até a apresentar diarreia. Essa questão a difere das dores de cabeça comuns.

3
COMO É A DOR DA ENXAQUECA?

É uma dor latejante ou pulsátil, de forte intensidade, que geralmente se concentra em um dos lados da cabeça, mais precisamente atrás dos olhos.

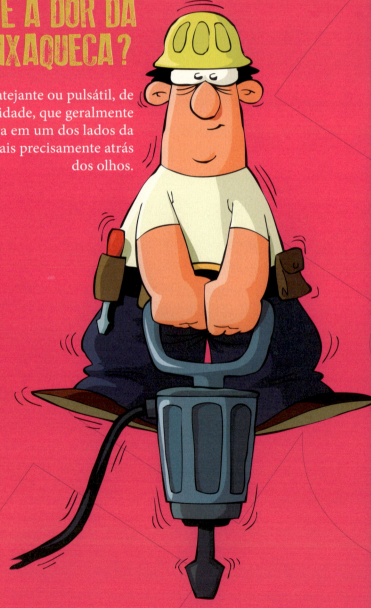

4

QUAIS SÃO OS OUTROS TIPOS DE DOR DE CABEÇA?

Entre os mais de 200 tipos de dores de cabeça, as mais comuns são a cefaleia tensional e a cefaleia em salvas. A cefaleia tensional pode ser pontual ou crônica – no primeiro caso, ocorrem episódios pontuais de dor, e as causas geralmente são tensão, má postura, estresse. Quando essas dores surgem em 15 dias de um mesmo mês, a dor é crônica – procure um médico o quanto antes. Já na cefaleia em salvas, as dores são intensas, duram períodos longos e desaparecem por outros períodos extensos.

5
QUAIS OS SINTOMAS DE ENXAQUECA?

Aversão à luz (fotofobia), sensibilidade ao barulho (fonofobia), dores fortes por trás dos olhos (porém, esse é um sintoma que às vezes pode não ocorrer durante uma crise), náuseas e vômitos, visão turva, tonturas e fraquezas, tensão na nuca, alteração na pressão arterial. Sintomas menos comuns da enxaqueca são bocejos, hipersensibilidade no couro cabeludo e na face, inchaços ao redor dos olhos, espirros, alterações de humor, coriza e dificuldade de raciocínio.

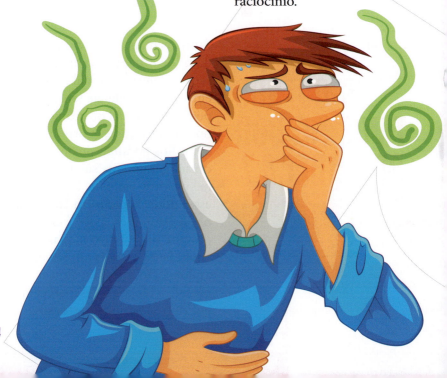

6

O QUE É UMA ENXAQUECA COM AURA?

A aura é uma alteração visual que ocorre antes das crises de dor da enxaqueca. Geralmente, a pessoa visualiza pontos cintilantes em forma de uma espécie de círculo luminoso, entre 15 minutos e uma hora antes de sentir a dor. O problema pode afetar os dois olhos ou apenas um deles, e pode vir desacompanhado da dor de cabeça ou não.

7
ENXAQUECA É UMA DOENÇA PERIGOSA?

A enxaqueca aumenta em duas vezes os riscos de ter um acidente vascular cerebral (AVC), por exemplo. O mesmo risco triplica se a pessoa tiver enxaqueca com aura. Isso quer dizer apenas que as chances de desenvolver o problema são maiores, e que se deve evitar outros fatores de risco, além de fazer o acompanhamento da enxaqueca com um médico.

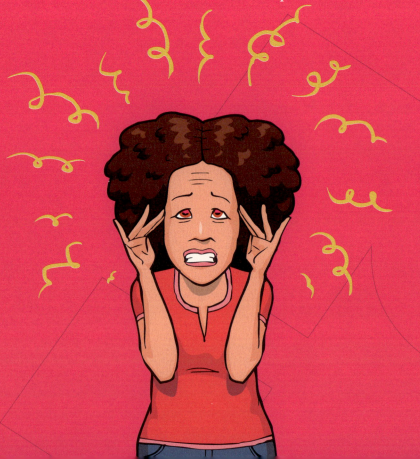

8 QUAL A CAUSA DA ENXAQUECA?

Não se sabe exatamente quais as causas da enxaqueca. Sabe-se que a genética pode ser um fator importante, além das alterações cerebrais, que também podem aumentar a predisposição à doença. Alguns fatores externos, os chamados gatilhos, afetam as células nervosas, e as levam a estimular a constrição e a dilatação dos vasos sanguíneos. Assim, o organismo libera substâncias que causam a dor.

ENXAQUECA É UMA QUEIXA FREQUENTE?

Sim. É um problema que acomete de 5 a 25% das mulheres e de 2 a 10% dos homens do país, de acordo com dados do Ministério da Saúde. Entre as crianças, a incidência varia de 3 a 10%. Os adultos, na faixa etária dos 25 aos 45 anos, são os mais atingidos pelas dores.

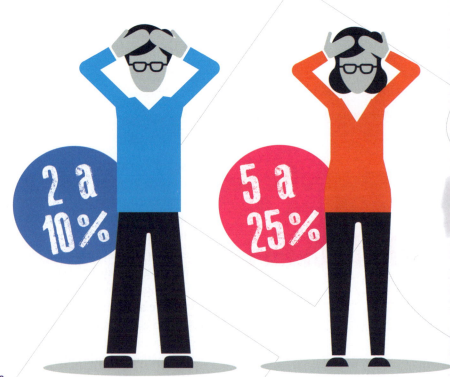

10

O QUE PODE DESENCADEAR A ENXAQUECA?

Estresse, longos períodos sem se alimentar, sono insatisfatório, iluminação forte, cheiros ou ruídos intensos, fortes mudanças de temperatura, esforço físico exagerado, certos medicamentos, como analgésicos, alterações hormonais como as da fase menstrual, e ainda, certos alimentos e bebidas, como os queijos amarelos envelhecidos, frutas cítricas, carnes processadas, dieta rica em frituras e gorduras, chocolates, café, chá e refrigerantes à base de cola. Excesso de álcool e as substâncias aspartame (presente em adoçantes) e glutamato monossódico (realçador de sabor presente na fabricação de alimentos) também são gatilhos da enxaqueca.

11 CRIANÇA TEM ENXAQUECA?

Sim. Entre 3 e 10% das crianças passam por episódios de enxaqueca. Geralmente, a doença surge aos 5 anos de idade, tem intensidade moderada e consegue-se diferenciá-la de uma dor de cabeça comum pelo sintoma de aversão à luminosidade.

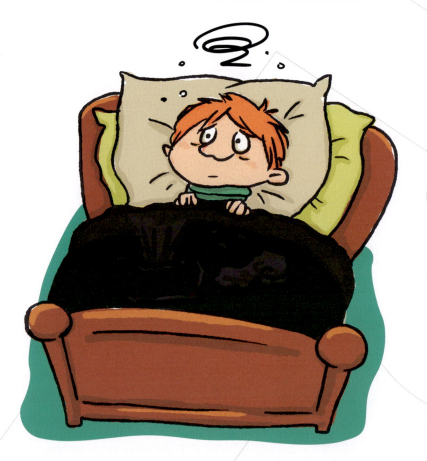

12

ENXAQUECA É GRAVE?

Na maioria dos casos, a enxaqueca não é uma doença grave, porém é incapacitante, pois a pessoa com dor tem dificuldade de realizar suas atividades habituais e queda de sua produtividade.

13
O PROBLEMA AFETA MAIS HOMENS OU MULHERES?

As mulheres são mais propensas a ter enxaqueca – elas estão três vezes mais expostas que os homens à doença. Isso acontece por causa dos desequilíbrios hormonais, que são intensos na vida da mulher.

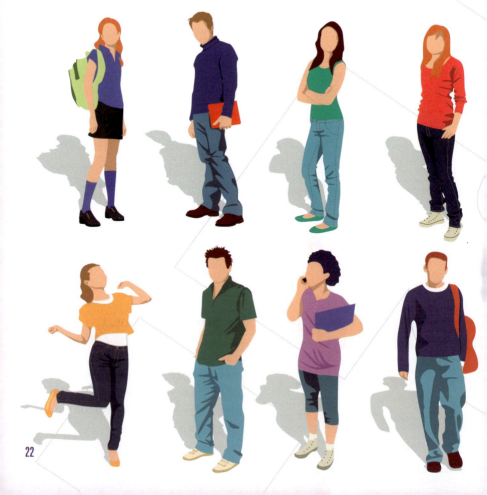

14

ENXAQUECA PODE SER HEREDITÁRIA?

Sim, a enxaqueca é transmitida pelos pais geneticamente, isso já foi comprovado pela ciência. No entanto, não é em 100% dos casos que ela se manifesta.

15
PODE SER SINTOMA DE ALGUMA DOENÇA GRAVE?

A enxaqueca geralmente não é sintoma de nenhuma doença grave, mas é preciso avaliação médica detalhada para diferenciá-la de outros tipos de dores de cabeça que podem estar associadas a infecções do sistema nervoso, a tumores, vasculites, tromboses, hemorragias e isquemias.

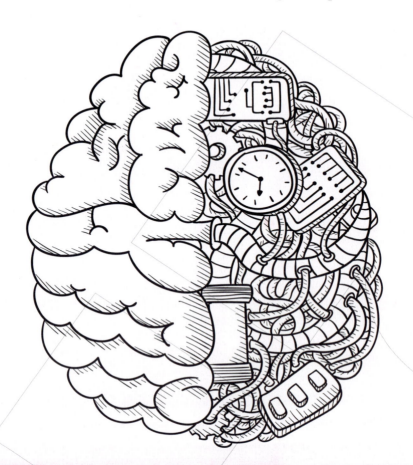

16

QUANDO DEVO PROCURAR UM MÉDICO POR CAUSA DA ENXAQUECA?

Se você tem dores de cabeça constantemente, ou seja, mais de dois episódios de enxaqueca por semana, deve procurar ajuda. Anote os episódios de crise – a intensidade da dor, duração e sintomas –, e leve a um médico. Assim, ele terá informações mais precisas no diagnóstico e para o tratamento a ser seguido.

17
QUE ESPECIALISTA DEVO PROCURAR PARA TRATAR A MINHA ENXAQUECA?

O neurologista é o especialista mais indicado para diagnóstico e tratamento da doença.

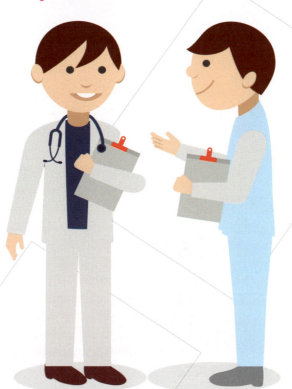

18
QUAIS OS TIPOS DE ENXAQUECA?

Entre os vários tipos estão: enxaqueca com aura, sem aura, enxaqueca crônica, menstrual, cíclica e da infância. A mais comum é a enxaqueca sem aura.

19
ENXAQUECA E MIGRÂNEA SÃO A MESMA COISA?

Sim. A diferença é que o termo migrânea é mais antigo e vem da palavra grega hemigrania. Essa origem da palavra explica um aspecto importante da doença, que afeta com mais intensidade um lado da cabeça.

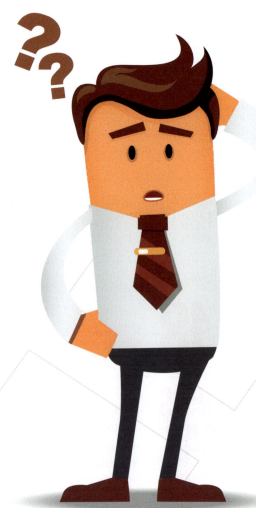

20

QUAL A DIFERENÇA ENTRE CEFALÉIA EM SALVAS E ENXAQUECA?

A cefaleia em salvas tem dor de intensidade ainda maior que a da enxaqueca, afeta mais homens que mulheres e geralmente surge em apenas um lado da cabeça, na parte frontal e dos olhos. Outros sintomas são lacrimejamento, olhos vermelhos, obstrução nasal, coriza, suor facial e queda da pálpebra. Mas a maior diferença da enxaqueca comum é que as crises da cefaleia em salvas são espaçadas, surgem e desaparecem por longos períodos, e geralmente acontecem à noite.

21 COMO É FEITO O DIAGNÓSTICO DE ENXAQUECA?

Basicamente, pela descrição dos sintomas apresentados pelo paciente. Por isso, é interessante que você anote a duração, a intensidade da dor, os sinais e as reações do corpo durante a crise. Para caracterizar enxaqueca, o médico precisa saber se a pessoa teve no mínimo cinco crises de dor de cabeça de intensidade moderada ou forte, afetando um dos lados do crânio, de forma pulsátil, com duração de 4 h a 72 h, com sintomas como náuseas ou vômitos sensibilidade à luz, esforço físico ou barulho. Há ainda exames complementares, que podem ser solicitados pelo médico.

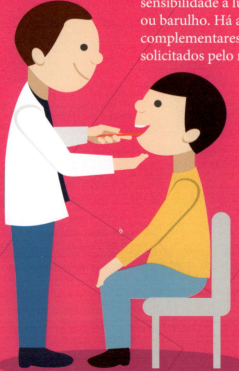

22

QUE EXAMES DEVO FAZER PARA AJUDAR NO DIAGNÓSTICO DE ENXAQUECA?

A avaliação complementar com exames de imagem como a tomografia computadorizada ou ressonância nuclear magnética de crânio, é realizada apenas para descartar qualquer outro problema, o diagnóstico de enxaqueca é basicamente clínico.

23
POSSO TER ENXAQUECA POR USAR ANTI-CONCEPCIONAL?

Sim. O anticoncepcional pode provocar um desequilíbrio de certos hormônios, como o aumento do estrogênio no organismo, e este é um dos gatilhos de enxaqueca. A recomendação é pedir que o médico indique um método anticoncepcional que tenha baixo índice de estrogênio. Em alguns casos, o uso de anticoncepcional oral deve ser evitado.

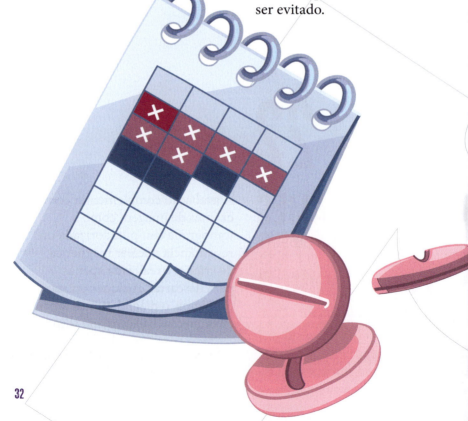

24

POSSO TER ENXAQUECA APÓS REALIZAR ESFORÇO FÍSICO?

Sim. Fazer atividade física regularmente é recomendado para amenizar os episódios de crises. Porém, esforço físico intenso, seja ele um esporte ou uma atividade funcional que esforce demais o organismo, pode desencadear uma crise de enxaqueca ou piorá-la se estiver no início.

Se as crises ocorrem sempre desencadeadas por esforços físicos, é importante procurar ajuda médica para afastar a possibilidade de aneurisma.

25

O USO FREQUENTE DE ANALGÉSICO É RUIM?

O uso de analgésicos descontroladamente não trata a enxaqueca, pode até piorar a situação e levar à forma crônica da doença. Ele também causa efeito rebote, quando há aumento da ansiedade de ter enxaqueca e da intensidade da dor.

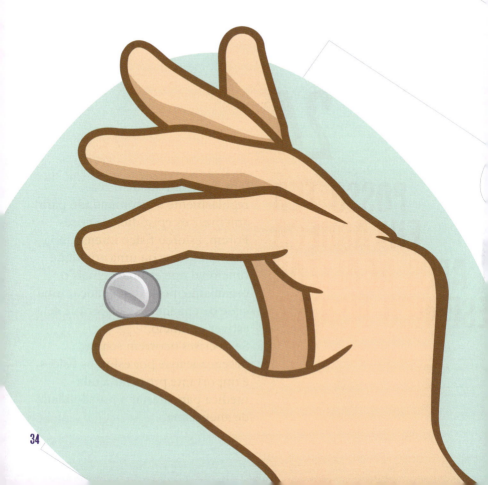

26

QUEM FUMA TEM MAIS RISCO DE TER ENXAQUECA?

Para quem nunca teve uma crise de enxaqueca, o cigarro não é um dos maiores gatilhos para desencadeá-la. No entanto, uma vez que a pessoa teve a doença, o cigarro atua duplamente no favorecimento das crises: a fumaça produzida diminui a oxigenação interna do organismo e a nicotina atua intoxicando o cérebro, facilitando episódios de dor ou mesmo atrapalhando o tratamento.

27

A OBESIDADE PODE PIORAR A ENXAQUECA?

O fato já foi comprovado por um estudo da Faculdade de Medicina da Universidade Johns Hopkins, nos Estados Unidos. De acordo com a pesquisa, obesos estão 81% mais expostos à enxaqueca do que pessoas que estão no peso considerado saudável.

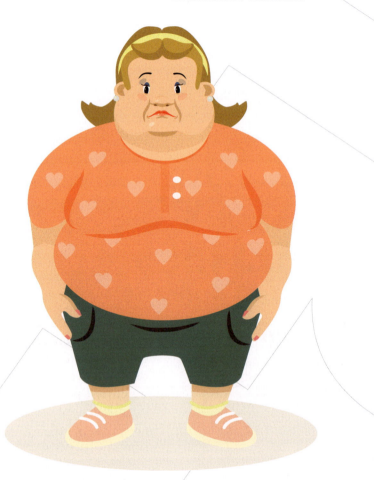

28

O RONCO PODE PIORAR A ENXAQUECA?

O ronco pode não só piorar a enxaqueca, mas triplicar as chances de crise. Uma boa noite de sono é essencial para não ter enxaqueca e dores de cabeça, de forma geral. Dormir mal ou dormir pouco, assim como dormir em excesso ou ter insônia são outros gatilhos que originam dores de cabeça e enxaqueca.

29
VOMITAR ALIVIA A DOR?

Sim, vomitar ajuda a aliviar a dor. A ciência ainda não sabe exatamente por qual motivo.

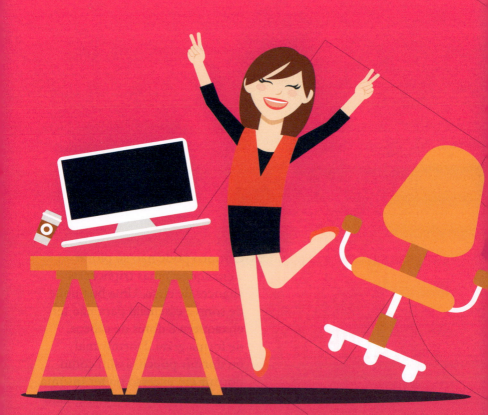

30

EXISTE RELAÇÃO ENTRE A INGESTÃO DE CERTOS ALIMENTOS E A ENXAQUECA?

Em alguns casos de enxaqueca, sim: frituras, gorduras, chocolate, queijos amarelos envelhecidos, embutidos, vinho tinto, café, refrigerante de cola e cerveja são alguns alimentos que podem provocar crises.

31 QUE MEDICAMENTOS POSSO USAR PARA TRATAR ENXAQUECA?

Esqueça os analgésicos comuns. Para tratar a enxaqueca, é preciso seguir a indicação do médico, que vai prescrever a dosagem e os horários de ingestão dos medicamentos, de acordo com a intensidade da enxaqueca. São utilizados medicamentos profiláticos, que têm como objetivo diminuir a frequência e intensidade das crises e medicamentos específicos para dor: os anti-inflamatórios e os triptanos.

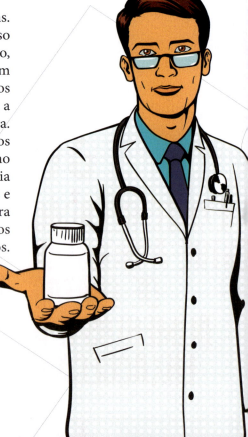

32 PRECISAREI TOMAR ESSAS MEDICAÇÕES PARA O RESTO DA VIDA?

A enxaqueca não tem cura, por isso, é preciso controlar a doença e prevenir novas crises. O tratamento profilático dura no mínimo 1 ano e é individualizado para cada paciente de acordo com o médico.

33 EXISTE REMÉDIO ESPECÍFICO PARA A CRISE?

Sim, na crise geralmente são utilizados anti-inflamatórios e medicamentos da classe dos triptanos (naratriptano, sumatriptano e rizatriptano).

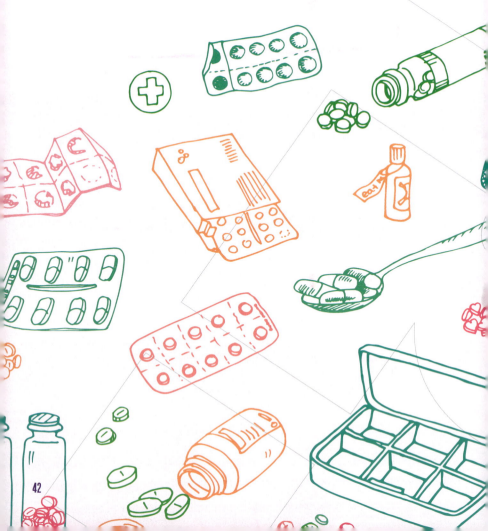

34
HÁ REMÉDIO ESPECÍFICO PARA PREVENIR A CRISE?

Os medicamentos preventivos têm como objetivo diminuir a frequência e a intensidade das crises.
São da classe dos preventivos: topiramato, propranolol, ácido valproico, amitriptilina, nortriptilina, flunarizina.

35
O USO DA TOXINA BOTULÍNICA É BOM PARA TRATAMENTO DA ENXAQUECA?

Sim. A toxina botulínica atua no foco da dor, e ajuda a inibir todos os estímulos nervosos que impulsionam o surgimento das crises. A substância facilita a liberação de elementos analgésicos, o que alivia os sintomas da enxaqueca.

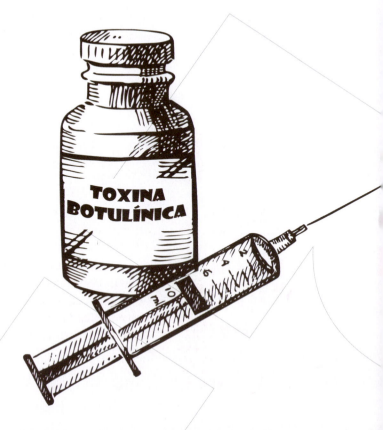

36

QUAL A INDICAÇÃO PARA APLICAÇÃO DE TOXINA BOTULÍNICA?

A toxina botulínica é indicada apenas para pessoas que passam pela forma crônica da doença, ou seja, passam por crises constantes de enxaqueca. A substância não é indicada para quadros de crises menos frequentes.

37
TEREI QUE APLICAR TOXINA BOTULÍNICA PARA O RESTO DA VIDA?

O neurologista que estiver acompanhando seu caso é que vai decidir o tempo de tratamento, mas como em qualquer tratamento profilático, o tempo mínimo de aplicação é de 1 ano.

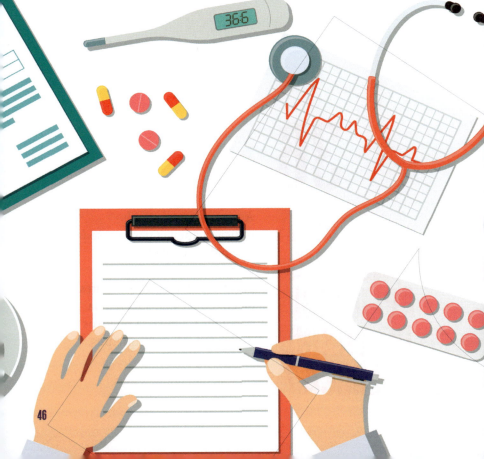

38

COMO É FEITA A APLICAÇÃO DE TOXINA BOTULÍNICA NA ENXAQUECA?

A aplicação é feita em diversos pontos da cabeça, pescoço e ombros, com injeções da substância para bloquear os estímulos nervosos e impedir que os músculos se contraiam, causando a dor.

39
COM QUAL FREQUÊNCIA DEVO REALIZAR APLICAÇÃO DE TOXINA BOTULÍNICA?

A cada três meses a toxina deve ser reaplicada, para garantir a eficácia do tratamento.

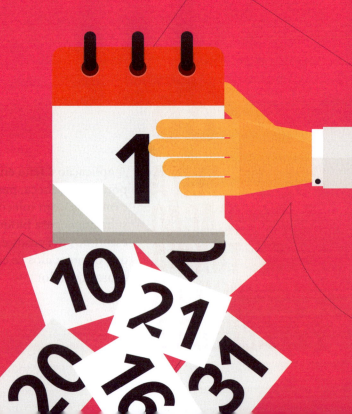

40

QUEM PODE REALIZAR A APLICAÇÃO DE TOXINA BOTULÍNICA PARA ENXAQUECA?

O neurologista é o especialista mais indicado e mais experiente. Procure saber se o médico tem experiência na aplicação de toxina botulínica, assim, você se sentirá mais seguro durante o procedimento.

41

POSSO TER ALGUM EFEITO COLATERAL COM A APLICAÇÃO?

É possível que no momento da aplicação a pessoa sinta o desconforto da agulha. Pode haver também um pequeno inchaço no local da aplicação nos dias seguintes ou até mesmo uma sensação de peso na cabeça.

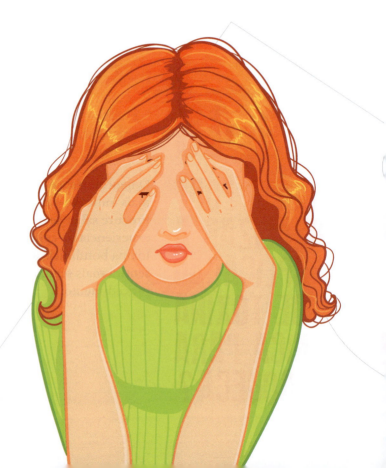

42
QUAIS SÃO OS RISCOS?

Quando aplicada por um profissional qualificado, a toxina botulínica é um tratamento seguro, feito com a dosagem certa e com tranquilidade. Após a aplicação, pequenos hematomas podem surgir, mas são considerados normais: isso acontece porque a agulha pode atingir pequenos vasos sanguíneos próximos do local a ser tratado. No entanto, um profissional sem qualificação e experiência pode errar a dose, aplicar de forma errada e prejudicar o tratamento, causando traumas e lesões. Por isso, o médico especializado é sempre o mais indicado para minimizar qualquer problema e saber como agir em todas as situações.

43
EXISTE TRATAMENTO SEM MEDICAÇÃO PARA ENXAQUECA?

Sim. Alguns tratamentos alternativos são terapia cognitiva comportamental, terapia *biofeedback* e hipnose. Também é possível prevenir crises com técnicas de relaxamento, melhoria do sono, dietas que restringem alimentos e bebidas que estimulem as crises, atividade física regular e suplementos nutricionais.

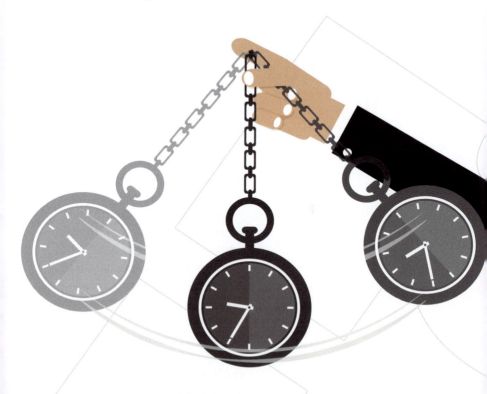

44

QUAIS COMPLICAÇÕES POSSO TER POR CAUSA DA ENXAQUECA?

As enxaquecas comuns levam a um risco maior de ter problemas como acidente vascular cerebral (AVC) e pré-eclâmpsia.
A dor crônica pode levar o paciente a desenvolver ansiedade e depressão.

45. EXISTE ALGUM TIPO DE CIRURGIA COMO TRATAMENTO?

Existe uma cirurgia minimamente invasiva indicada para pacientes que não tiveram sucesso com outros tratamentos. O procedimento secciona músculos localizados na região frontal do cérebro, depois de anestesiar o couro cabeludo, e faz a liberação dos nervos. Assim, elimina-se um dos gatilhos para as crises de enxaqueca.

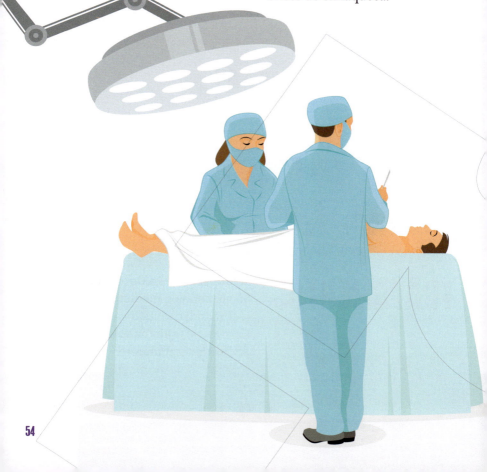

46

ESSES TRATAMENTOS SÃO DEFINITIVOS?

Não. A enxaqueca é uma doença sem cura, que deve ser acompanhada e controlada.
Só suspenda a medicação com recomendação médica.
Entretanto, não ter cura é diferente de não ter tratamento!
O tratamento proposto pelo seu médico deverá minimizar as crises e melhorar sua qualidade de vida.

47
O QUE POSSO FAZER PARA PREVENIR A ENXAQUECA?

Adotar um estilo de vida saudável, incluindo na rotina rituais anti--estresse, dieta sem alimentos que estimulam a enxaqueca, exercícios físicos regulares, cuidando do sono e acompanhando a doença com um médico especialista.

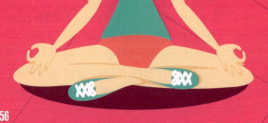

48

O QUE DEVO FAZER DURANTE A CRISE DE ENXAQUECA?

Esteja com os medicamentos para a crise sempre por perto, pois deverá tomá-los assim que a crise for identificada. Se possível, procure um lugar arejado e escuro para descansar.

49
ENXAQUECA TEM CURA?

Não. Porém, a enxaqueca pode ser controlada com o tratamento adequado. É preciso fazer uma avaliação precisa do quadro para saber o melhor tratamento a ser seguido – um bom neurologista é essencial.

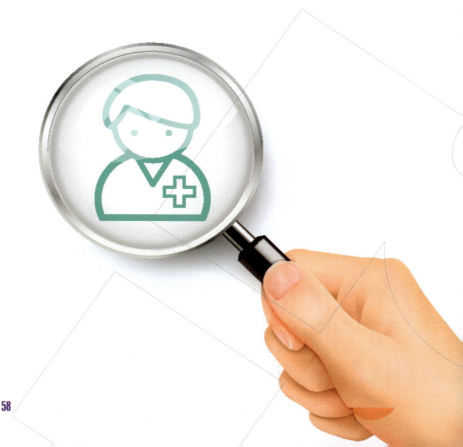

50

E A PRÓXIMA PERGUNTA?

Quem faz é você. Procure seu médico e tire suas dúvidas.

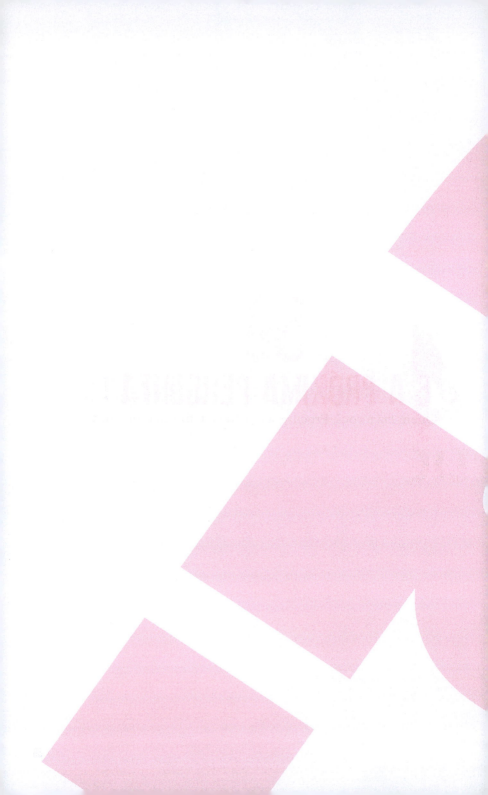

49 PERGUNTAS SOBRE DOR DE CABEÇA

Copyright © 2017 Editora Manole, por meio de contrato com a Allergan Produtos Farmacêuticos Ltda. e de contrato de coedição com o Instituto Bem-Estar Serviços Médicos Ltda.

Minha Editora é um selo editorial Manole.

Este livro contempla as regras do Acordo Ortográfico da Língua Portuguesa.

Dados Internacionais de Catalogação na Publicação (CIP)
(Câmara Brasileira do Livro, SP, Brasil)

Esteves, Evelyn
49 perguntas sobre dor de cabeça / Evelyn Esteves, Tatiane Martins de Barros. – Barueri, SP : Manole, 2017. – (Coleção 49 perguntas ; v. 1)

ISBN 978-85-7868-270-5

1. Cefaleia 2. Dor de cabeça 3. Enxaqueca 4. Perguntas e respostas I. Barros, Tatiane Martins de. II. Título. III. Série.

	CDD-616.8491
	-616.84912
16-09021	NLM-WL 344

Índices para catálogo sistemático:
1. Cefaleia : Medicina   616.8491
2. Dor de cabeça : Medicina   616.8491
3. Enxaqueca : Medicina   616.84912

Todos os direitos reservados.
Nenhuma parte deste livro poderá ser reproduzida, por qualquer processo, sem a permissão expressa dos editores.
É proibida a reprodução por xerox.
A Editora Manole é filiada à ABDR – Associação Brasileira de Direitos Reprográficos.

Editora Manole Ltda.
Av. Ceci, 672 – Tamboré
06460-120 – Barueri – SP – Brasil
Fone: (11) 4196-6000
Fax: (11) 4196-6021
www.manole.com.br
info@manole.com.br

Impresso no Brasil
Printed in Brazil

49 PERGUNTAS SOBRE DOR DE CABEÇA

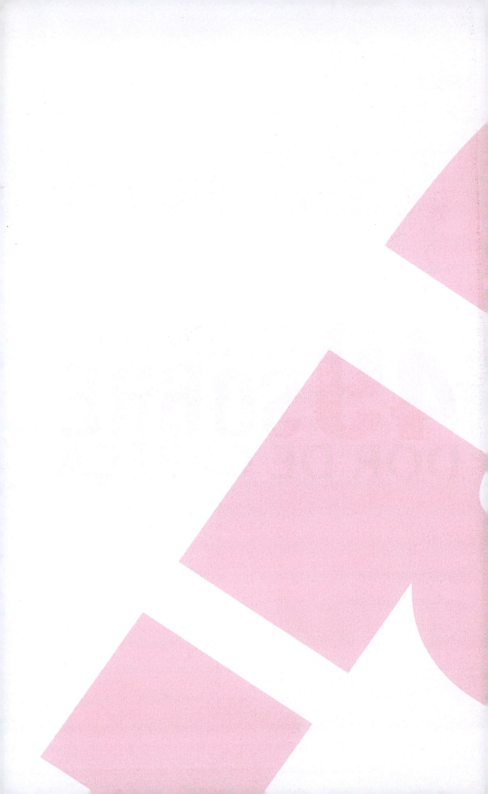